AF476225

UNE OBSERVATION

D'ATHÉROME SOUS-CUTANÉ DU CREUX PALMAIRE

Considérations sur la valeur systématique

DE L'ATHÉROME SOUS-CUTANÉ OU KYSTE ÉPIDERMIQUE

PAR

E. KUMMER (de Genève)

PRIVAT-DOCENT DE CHIRURGIE,
CHIRURGIEN DE L'HÔPITAL BUTINI.

EXTRAIT

DES

ARCHIVES PROVINCIALES DE CHIRURGIE

AVEC UNE PHOTOGRAVURE A LA DEMI-TEINTE ET TROIS FIGURES DANS LE TEXTE

PARIS
BUREAUX DES *ARCHIVES PROVINCIALES DE CHIRURGIE*
14, BOULEVARD SAINT-GERMAIN, 14

1892

ARCHIVES PROVINCIALES DE CHIRURGIE

PARAISSANT TOUS LES MOIS

Rédacteur en chef : Dr Marcel BAUDOUIN

BUREAUX : 14, Boulevard St-Germain, 14, PARIS

*La nouvelle publication, qui paraît sous le titre significatif d'*ARCHIVES PROVINCIALES DE CHIRURGIE, *a été conçue par un groupe de jeunes chirurgiens, anciens internes des hôpitaux de Lyon ou de Paris, exerçant aujourd'hui en province. Pour la plupart professeurs agrégés des Facultés, professeurs titulaires ou suppléants dans les Écoles de médecine, presque tous chargés ou sur le point d'être chargés d'importants services hospitaliers dans les plus grandes ville de France, les fondateurs de cette revue, indiscutable tentative de décentralisation chirurgicale, ont voulu faire acte de vitalité et montrer que, quoique éloignés à tout jamais du grand foyer scientifique français, ils n'ont point perdu encore l'habitude de songer aux choses de la Science.*

Désirant mettre en commun des forces vives qui, isolées les unes des autres, sans signe de ralliement et sans bannière, courraient risques de demeurer longtemps improductives, ils ont créé ces Archives provinciales de Chirurgie *dans le but de publier leurs travaux personnels et de contribuer, par là-même, au développement de l'art chirurgical dans notre pays.*

Ceux qui voudront bien jeter un coup d'œil sur les divers fascicules de cette importante publication verront vite les efforts et les sacrifices qui ont été faits.

Multiplicité des gravures, parfois tirées en couleurs — ce qui n'a jamais été tenté, pour une revue scientifique, dans notre pays —, gravures qui seront des reproductions fidèles et frappantes de photographies de malades et d'opérés, voire même d'opérations en cours, ou de figures dessinées avec une exactitude et une clarté toutes particulières par des artistes consommés ; usage d'un matériel de choix ; suppression des planches lithographiques placées à la fin de chaque fascicule, disposition ne faisant que compliquer sans grands profits la lecture des mémoires, et leur remplacement, quand on ne pourra se passer de grandes reproductions photographiques, par des planches phototypiques et même chromotypographiques, etc., etc.

Les ARCHIVES PROVINCIALES DE CHIRURGIE, *organisées de la sorte, répondent à un réel besoin. Largement ouvertes à tous ceux que le mouvement parisien laisse forcément dans l'ombre, aux chercheurs et aux savants de profession, aussi bien qu'à tous les praticiens et à tous les jeunes élèves des hôpitaux de langue française, elles offrent l'hospitalité la plus cordiale à tous ceux qui voudront bien lui adresser les mémoires qu'ils ont à publier.*

En un mot, réunir en un faisceau solide les travaux de la plupart des chirurgiens de France : tel est le but de cette nouvelle revue.

M. B.

OBSERVATION

D'UN

ATHÉROME SOUS-CUTANÉ DU CREUX PALMAIRE

ET CONSIDÉRATIONS SUR LA VALEUR SYSTÉMATIQUE

DE L'ATHÉROME SOUS-CUTANÉ OU KYSTE ÉPIDERMOÏDE

PAR

E. KUMMER (de Genève)

Privat-Docent de Chirurgie,
Chirurgien de l'Hôpital Butini.

OBSERVATION.

Athérome sous-cutané du creux palmaire. — Ablation. — Guérison.

Antécédents. — J. P., 52 ans, pêcheur, nous consulte en 1891 pour une bosse développée depuis 4 ans, et sans cause apparente, dans le creux de la main gauche. Il y a 3 ans, la grosseur avait le volume d'un pois; le malade y fit alors avec un canif une petite incision, d'où s'écoula, dit-il, un liquide clair, transparent. Dès que l'incision fut fermée, la grosseur reparut et continua à augmenter; elle atteint maintenant le volume d'un œuf de pigeon. En ramant, le malade sent « comme un paquet d'aiguilles » dans sa bosse; il a aussi quelquefois, surtout lá nuit, la sensation d'une crampe dans le creux de la main et dans les 3 doigts cubitaux.

Examen. — Le 26 janvier 1891. Au milieu du creux palmaire gauche, on remarque une grosseur du volume d'un œuf de pigeon environ (Voir *Fig.* 1) de forme ronde, recouverte de peau d'aspect normal, mais un peu amincie, mobile sur la grosseur. La bosse a une surface lisse et régulière, une consistance solide, élastique; non douloureuse à la pression, elle est mobile dans tous les sens; les mouvements des doigts ne la font pas remuer. En avant de la grosseur on constate deux traînées longitudinales vers le 3e et le 4e doigt, où la peau est dure et adhérente à l'aponévrose palmaire, sur une étendue d'un centimètre environ. L'extension du 4e doigt ne peut être complètement exécutée. Le même phénomène, et correspondant aux mêmes doigts, se remarque aussi à l'autre main. Point de troubles de sensibilité (*Rétraction de Dupuytren*).

T

Opération. — Elle a eu lieu le 26 janvier 1891. Anesthésie à la cocaïne. Incision longitudinale : la peau est facilement décollée des deux côtés ; elle est peu adhérente à la capsule bleuâtre de la tumeur par un tissu conjonctif lâche ; à l'aide d'un instrument mousse, la tumeur est facilement énucléée. Résection du surplus de la peau. Suture à la soie. Pansement aseptique.

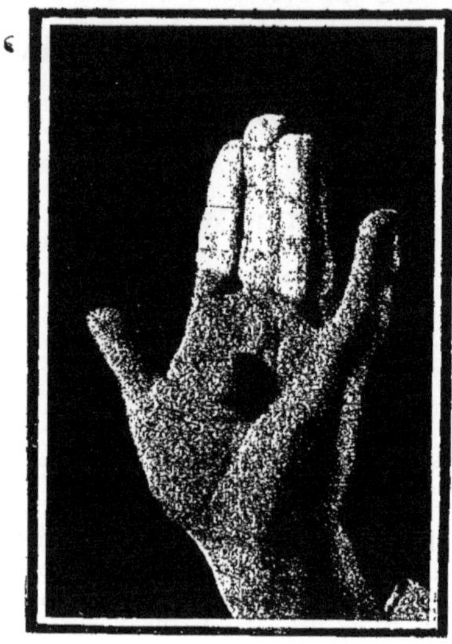

Fig. 1. — Athérome du creux de la main (Photographie avant l'opération.)

Suites. — Les fils sont enlevés après 48 heures. Le malade porte un pansement protectif pendant 10 jours.

Nous l'avons revu quelques mois après l'opération ; il est parfaitement guéri.

Description de la pièce. — 1) **Examen macroscopique.** — Après l'opération, la pièce fut immédiatement plongée dans de l'alcool étendu. A l'examen macroscopique fait en avril 1892, la pièce présente une *forme* régulièrement arrondie ; elle a un diamètre de 19 millim. *Surface* lisse, de couleur blanchâtre ; par-ci, par-là se trouvent des taches rougeâtres, formées par de minces pellicules qu'il est possible de détacher avec la pince ; sous ces pellicules apparaît une surface blanche luisante ; regardée à la loupe, cette surface n'est pas absolument lisse, mais présente de petites bosses plates, d'un millimètre de diamètre environ.

Coupe de la pièce. — La pièce présente une paroi et une cavité; il ne s'écoule point de liquide (le kyste ayant été conservé dans l'alcool). La paroi, partout égale, a un diamètre d'un tiers de millimètre environ et présente à la coupe une couleur brunâtre.

Cette paroi renferme une seule cavité, remplie de très minces feuillets blancs luisants et superposés les uns aux autres en couches concentriques; au centre de la cavité se trouvent quelques grumeaux blanchâtres. Les feuillets, minces comme du papier de poste, peuvent être sortis au moyen d'une pince; ils forment soit de petites pellicules, soit de petites peaux plus grandes.

Après avoir enlevé tous ces feuillets, l'on peut étudier la face interne de la paroi du kyste. Celle-ci est parfaitement lisse et luisante. La paroi tout entière est transparente; elle a la consistance d'un ongle un peu ramolli et fait l'impression d'une substance cornée.

La peau qui recouvrait le kyste, et dont une partie avait été enlevée, a une épaisseur de 1 millim. 1/3; elle tient au kyste par un tissu lâche; l'on ne constate aucune adhérence tant soit peu intime de la peau avec le kyste. A l'œil nu, les lignes de papilles de la peau sont peu visibles; d'ailleurs, rien de particulier à signaler.

2) **Examen microscopique.** — *a. Examen microscopique du contenu.* — Un des petits feuillets blancs qui remplissent la cavité du kyste est placé sur le porte-objet avec une goutte d'eau. L'on remarque un grand nombre de cristaux en forme d'aiguilles, probablement des cristaux de graisse; point de cristaux de cholestéarine. Un grand nombre de corpuscules transparents, à bords rectilignes ou anguleux, fortement réfringents : probablement des cellules épithéliales cornifiées. En ajoutant une goutte d'une solution à 15 °/₀ de potasse caustique, la pellicule gonfle et devient très transparente; chauffée alors sur une flamme d'esprit de vin, la pellicule devient invisible pour l'œil nu ; au microscope l'on voit des plaques polyédriques, très transparentes, bordées de lignes droites, fortement réfringentes; ces cellules, qui ne contiennent point de noyaux, sont des cellules épithéliales cornifiées.

En ajoutant de l'acide nitrique concentré il se produit une coagulation qui donne à la pellicule une couleur blanche, opaque : présence d'une matière albuminoïde.

b. Examen microscopique de la paroi. — Plusieurs petites pièces sont coupées à différents endroits de la paroi du kyste, durcies dans l'alcool absolu, puis préparées dans de la celloïdine et coupées au microtome. Les coupes sont examinées au microscope, soit sans préparation aucune, soit après coloration. Nous nous sommes servi principalement d'une solution d'hématoxyline; mais, un certain nombre de coupes ont été colorées au picro-carmin. Les coupes colorées sont successivement passées dans l'alcool étendu, alcool absolu, huile de bergamote, puis enfermées dans le baume de Canada. Les coupes se colorent difficilement et nous avons trouvé qu'un séjour plus long que d'habitude dans le liquide colorant est nécessaire pour produire une coloration suffisante. Afin de nous rendre compte de la présence d'éléidine, nous avons employé la coloration prolongée à l'hématoxyline, suivie de décoloration dans de l'alcool à l'acide chlorhydrique.

Voici maintenant le résultat de l'examen microscopique de la paroi du kyste.

Sur des coupes non colorées, et plus facilement sur des coupes colorées, l'on constate que la paroi du kyste est composée de trois couches différentes (Voir *Fig.* 2 et *Fig.* 4).

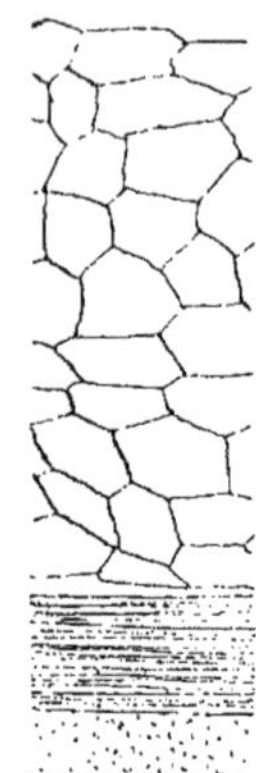

Fig. 2. — Coupe de la paroi de l'athérome, chauffée dans une solution à 15 °/₀ de potasse caustique.

Nous allons décrire ces trois couches, d'abord d'après une coupe colorée à l'hématoxyline (Voir *Fig.* 4).

Couche externe. Cette couche est composée de fibres conjonctives et de petits noyaux pas très nombreux. Les fibres enchevêtrées les unes dans les autres

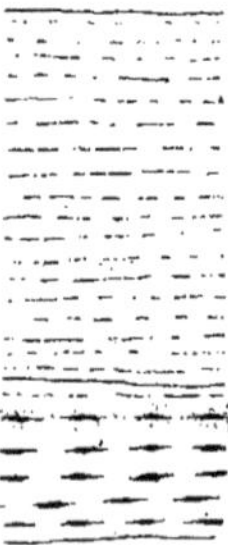

Fig. 3. — Coupe de la paroi de l'athérome; coloration, pendant une heure, dans une solution d'hématoxyline; décoloration dans de l'alcool à l'acide chlorhydrique à 1 °/₀.

présentent pour la plupart une direction parallèle à la surface du kyste; elles n'ont pas absorbé la couleur bleue de l'hématoxyline et présentent une teinte légèrement jaunâtre. Les noyaux, petits, allongés, parallèles aux fibres se sont fortement imbibés de la substance colorante. Cette couche est de largeur inégale; elle a la moitié ou le tiers de la largeur de la couche moyenne; par places la couche extérieure fait tout à fait défaut (Voir *Fig.* 3).

Couche moyenne. Cette couche se distingue de la couche externe et interne par le fait qu'elle présente une teinte bleue uniforme. Elle ne contient point de fibres, mais un grand nombre de noyaux, colorés en bleu foncé; ces noyaux sont pour la plupart allongés et forment des lignes superposées, plus ou moins régulières (Voir *Fig.* 3).

En cherchant beaucoup, l'on découvre quelques très rares places, où les noyaux sont ronds ou polyédriques (Voir *Fig.* 4), contenant quelquefois un nucléole. Ces noyaux sont beaucoup plus grands que ceux du tissu conjonctif de la couche externe. La substance intercellulaire est absolument homogène

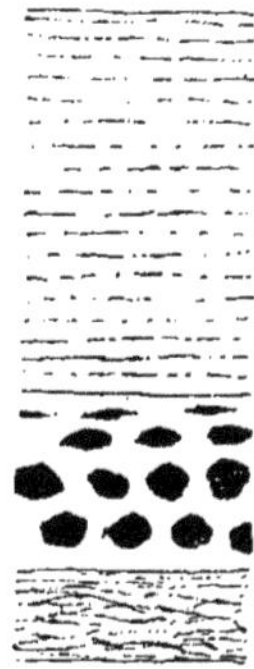

Fig. 4. — Même coupe que dans la Fig. 3, vue à un autre point.

et il n'est pas possible de constater la présence de fibrilles, ou bien de contours autour des noyaux qui correspondraient à une membrane cellulaire. Ces grands noyaux arrondis se trouvant à quelques rares petits points de chaque préparation n'occupent pas toute la largeur de la couche moyenne, mais seulement sa partie externe, tandis que du côté de la couche interne, nous rencontrons les noyaux allongés dont nous avons déjà parlé plus haut.

Sans que l'on en ait des preuves absolues on a l'impression que les grands noyaux ronds, et probablement aussi les noyaux allongés de la couche moyenne, appartiennent à des cellules épithéliales.

En procédant à une coloration prolongée dans de l'hématoxyline (1 heure) et à une décoloration subséquente dans de l'alcool à l'acide chlorhydrique, on obtient des images pareilles à la *Fig.* 3. Autour des noyaux allongés qui touchent à la couche interne l'on voit un amas de petits corpuscules bleu foncé, qui cachent quelquefois complètement les noyaux, et qu'il faut considérer comme des corpuscules d'éléidine.

Couche interne. Cette couche n'absorbe absolument pas de matière colorante; elle ne présente ni fibres, ni noyaux; l'on constate seulement un dessin de lignes très fines, interrompues, parallèles à la surface du kyste, reconnaissables à leur pouvoir réfringent plus considérable que celui du reste de la substance qui compose la troisième couche.

Voici maintenant la description d'une coupe non colorée, placée sur le porte-objet dans quelques gouttes d'une solution de potasse caustique à 15 % et chauffée à l'ébullition sur une flamme d'esprit-de-vin.

Au microscope la couche externe et moyenne ne forme plus qu'une substance uniforme, sans structure; les deux couches restent nettement séparées; la couche externe a un aspect granuleux; la couche moyenne est unie, opaque; la couche interne s'est élargie : elle présente un dessin polyédrique très élégant et très net (Voir *Fig.* 2); elle est évidemment composée de cellules épithéliales cornées, absolument identiques à celles que nous avons décrites pour les feuillets du contenu du kyste.

* * *

Conclusions relatives a l'anatomie de notre kyste. — Il est évident que le contenu du kyste et la couche interne de la paroi sont composés des mêmes éléments : des cellules épithéliales cornées. Il est donc permis de faire abstraction de la couche interne en étudiant l'anatomie de la paroi du kyste. Nous avons déjà dit que la couche externe composée de tissu conjonctif est intermittente, et il est hors de doute que, par une préparation minutieuse, il serait possible de détacher la couche externe tout entière; elle correspond aux pellicules que nous avons décrites pour la surface du kyste et que nous avons pu enlever, par lambeaux, avec la pince; il ne reste donc, comme paroi proprement dite de notre kyste, que la couche moyenne. Or cette couche est composée de cellules épithéliales en voie de cornification : la présence d'éléidine ne fait que confirmer ce que nous venons de dire. L'aplatissement des cellules s'observe dans la cornification normale de la couche la plus superficielle de l'épiderme. Le fait que même dans les couches profondes la majorité des cellules se trouve fortement aplatie s'explique peut-être par la pression exercée sur la paroi par le contenu du kyste. Pour démontrer l'analogie complète du revêtement épithélial de notre kyste avec la couche épidermique de la peau, nous aurions dû constater la présence de membranes autour des grands noyaux arrondis, surtout de membranes dentelées; cela ne nous a pas été possible, malgré l'emploi de diverses substances colorantes. Peut-être cela tient-il au processus de cornification même; peut-être aussi au long séjour de la pièce dans de l'alcool dilué. Quoi qu'il en soit, il nous semble impossible de douter de la nature épithéliale des cellules décrites pour la couche moyenne. Comment du reste expliquer autrement la présence de cellules épithéliales cornées dans la couche interne et dans le contenu du kyste?

Nous nous trouvons donc en présence d'un kyste à contenu épithélial et à revêtement épithélial de la paroi. Ajoutons que ce dernier diffère de la couche épithéliale du derme par l'absence de cellules dentelées.

* * *

CONSIDÉRATIONS SUR L'ORIGINE ET LA NATURE DE NOTRE KYSTE. — La pièce que nous venons de décrire rentre dans la catégorie des kystes sébacés, appelés athéromes, loupes. Les auteurs classiques expliquent avec une remarquable unanimité la genèse de ces kystes à l'aide des follicules pileux ; et nous avons pu examiner un kyste situé dans l'épaisseur du derme, ayant un contenu analogue au nôtre, et où la provenance d'un follicule pileux a été très évidente.

Pour la genèse du kyste qui nous occupe, malgré la ressemblance du contenu avec celui d'autres athéromes, l'on ne saurait invoquer un follicule pileux : il n'en existe pas dans le creux de la main.

Dans cet état de choses il ne reste qu'à supposer une inclusion d'épiderme, soit congénitale, soit acquise par traumatisme.

Les antécédents de notre cas ne mentionnant aucun traumatisme évident, nous sommes disposé à admettre une inclusion congénitale. Notre kyste doit être considéré comme un néoplasme : c'est un kystome, rentrant dans la catégorie des kystes dermoïdes.

Notre observation n'est pas unique ; il en a été publié plusieurs pareilles, par Wernher (1), Franke (2), Seidel (3).

Sous le nom de kystes épidermiques de la main et des doigts, il a été également publié des observations analogues à la nôtre (4).

CONSIDÉRATIONS SUR LA VALEUR SYSTÉMATIQUE DES ATHÉROMES SOUS-CUTANÉS EN GÉNÉRAL.

Les kystes sébacés sous-cutanés appelés athéromes, loupes, sont rangés par les auteurs, parmi les kystes par rétention, développés aux dépens d'un follicule pileux ou d'une glande sébacée.

Cette classification est basée non point sur des faits d'observation, mais sur l'analogie avec certains kystes développés dans l'épaisseur du derme, lesquels proviennent indubitablement de follicules pileux.

Malgré de nombreuses recherches microscopiques (5), le développement supposé de ces kystes sébacés sous-cutanés aux dépens des follicules pileux et des glandes sébacées n'a pas pu être constaté.

(1) *Arch. f. klin. Chir.*, t. VIII, p. 225.
(2) *Arch. f. klin. Chir.*, t. XXXIV, p. 921.
(3) *Arch. f. klin. Chir.*, t. XXXIV, p. 925.
(4) Voir l'index bibliographique dans J. Labougle : *Kystes épidermiques*. Paris, 1889.
(5) Franke. — *Arch. für klin. Chir.*, t. XXXIV.

Or il existe un certain nombre de kystes sébacés sous-cutanés, siégeant dans des régions où il n'y a normalement ni follicules pileux ni glandes sébacées : le creux palmaire par exemple. Ces kystes ne peuvent donc point avoir l'origine supposée par les auteurs. Les kystes sébacés du creux palmaire, d'ailleurs absolument identiques aux kystes sébacés sous-cutanés des autres régions du corps, ne sont pas des kystes par rétention des follicules pileux ; et dès lors il est naturel de se demander si les kystes sébacés sous-cutanés en général n'ont pas une provenance toute différente de celle que l'on avait supposée jusqu'ici et qui n'était du reste démontrée par aucune observation directe.

Afin de maintenir pour les athéromes du creux palmaire l'hypothèse de rétention, Küster paraît admettre l'existence, dans le creux palmaire, de follicules pileux aberrants, qui deviendraient précisément le siège de kystes sébacés. Küster ne base son hypothèse sur aucun fait et des recherches, exécutées par Labougle (1) pour trouver des follicules pileux aberrants dans le creux de la main, n'ont donné que des résultats négatifs. Rien n'engage donc à admettre l'opinion de Küster, et nous restons pour le moment sans démonstration directe de l'origine des kystes sébacés sous-cutanés du creux palmaire.

Franke (2) rejette d'emblée l'hypothèse des auteurs qui expliquent la formation des kystes sébacés sous-cutanés en général par une rétention dans les follicules pileux ; il se base sur les données suivantes. Les loupes sont habituellement indépendantes de la peau, et, s'il y a adhérence, celle-ci peut être considérée comme secondaire. En outre, il a constaté dans des loupes du cuir chevelu la présence de papilles à stratum conjonctif avec revêtement épithélial ; et une pareille production lui paraît très étrange dans un kyste dont l'origine dépendrait uniquement d'une rétention avec accumulation de matières sébacées. Töröck (3) confirme les indications de Franke, relativement à la présence de papilles dans les loupes, et cette observation lui suffit pour rejeter avec Franke la théorie de rétention. Nous avons eu nous-même l'occasion de trouver une papille dans l'intérieur d'une loupe du cuir chevelu.

Il existe des kystes à contenu sébacé, parfaitement analogues à celui que nous avons décrit, siégeant non pas dans le tissu sous-cutané, mais dans des régions profondes : au cou (4), devant le rec-

(1) Labougle. — *Kystes épidermiques*. Paris, 1889.
(2) *Arch. f. klin. Chir.*, t. XXXIV.
(3) *Berl. klin. Wochenschr.*, Sept. 1891.
(4) Esmarch. — *Arch. f. kl. Chir.*, 1876. — Bidder. *Ibid.*

tum (1), sous l'aponévrose de la fesse (2), dans le rein (3). Personne n'a jamais songé à mettre des kystes de ce genre en relation avec les follicules pileux ou avec un traumatisme. Et l'on a créé pour eux une catégorie à part, la première de Lebert (4), dans les kystes dermoïdes : c'est-à-dire qu'on les explique par une inclusion fœtale du derme, non pas de toutes les couches comme dans les kystes dermoïdes à proprement parler, mais uniquement de la couche épidermique.

Cette théorie d'inclusion fœtale, généralement admise pour les kystes sébacés profonds, Franke et Töröck l'appliquent aussi aux kystes sébacés sous-cutanés : la présence de papilles est alors bien compréhensible, ainsi que le développement de ces kystes en des endroits où des follicules pileux et des glandes sébacées font défaut, au creux de la main par exemple. Les kystes sébacés sous-cutanés et profonds ne seraient point des kystes par rétention, mais d'après ces auteurs de véritables néoplasmes; non pas des kystes, mais des kystomes; ils n'auraient aucune parenté avec les kystes sébacés de la peau, caractérisés anatomiquement par la présence d'un follicule pileux. Franke les appelle, par analogie avec les kystes dermoïdes, des kystes épidermoïdes.

M. Gross (de Nancy), M. J. L. Reverdin (5) (de Genève), et à leur suite plusieurs auteurs, admettent une inclusion traumatique d'épiderme pour des kystes à paroi épidermique de la face palmaire de la main et des doigts. Les expériences de Massé, de Schweninger, de Kauffmann ont démontré qu'une inclusion artificielle de derme ou d'épiderme est capable de produire des formations épithéliales et des kystes assez semblables aux kystes sébacés. Nous avons nous-même fait connaître, en communauté avec M. le Dr Cristiani, un kyste épidermique de la peau du doigt, dû sans aucun doute à un traumatisme, puisque le kyste contenait encore l'aiguille autour de laquelle il s'était développé (6).

Quant aux kystes sébacés sous-cutanés du creux palmaire, quoique des traumatismes se trouvent souvent dans les antécédents, une observation concluante pour la provenance d'une inclusion traumatique ne nous est pas connue; mais nous sommes loin d'en nier la possibilité.

(1) Solowyew. — *Cbl. f. Chir.*, 1884, p. 96.
(2) Observation personnelle.
(3) Schlegdendal. — *Arch. f. kl. Chir.*, t. XXXVI, 1886.
(4) Kirmisson. — *Dictionnaire encyclopédique*, Art. « Kystes ».
(5) J. Reverdin. — *Revue médic.*, 1887.
(6) *Revue de Chirurgie*, 1891.

*
* *

Il ressort de ce qui précède que les kystes sébacés, athéromes, sous-cutanés du creux palmaire, n'étant pas des kystes par rétention, doivent être considérés comme de véritables néoplasmes. Ce sont des kystomes provenant d'une inclusion d'épiderme probablement congénitale.

Pour les kystes sébacés sous-cutanés, en général, de nouvelles recherches démontreront s'ils reconnaissent la même origine : ce qui nous paraît fort probable. S'il en est ainsi, les athéromes, loupes, se rattacheraient, au point de vue de la pathogénie, aux kystes sébacés profonds et il faudrait les ranger ensemble dans la première catégorie de Lebert des kystes dermoïdes. On leur donnera rationnellement le nom de *kystes épidermoïdes*.

Quant aux kystes sébacés situés dans la peau même, nous n'en parlons point ici; ils peuvent provenir soit d'une rétention, soit d'une inclusion.

Le Mans. — Typographie Edmond Monnoyer. — Nov. 92.

PUBLICATIONS

DES

ARCHIVES PROVINCIALES DE CHIRURGIE

BUREAUX, 14, Boulevard Saint-Germain, 14, PARIS

AUDRY (Ch.) et AUDRY (J.). — Angiome profond de la totalité du membre supérieur gauche avec examen de la pièce. Brochure de 14 p., avec 3 photogravures en relief à la demi-teinte. — Prix : 1 fr. — Pour nos Abonnés : 0 fr. 80.

BAUDOUIN (Marcel). — De la chloroformisation à doses faibles et continues. Brochure de 88 p., avec 3 fig. — Prix : 2 fr. 50. — Pour nos Abonnés : 2 fr.

DEFONTAINE (L.). — Extirpation du cancer de l'estomac : étude sur un cas de guérison. Brochure de 16 p., avec 8 figures. — Prix : 1 fr. — Pour nos Abonnés : 0 fr. 80.

DEFONTAINE (L.). — Symphyse thoraco-brachiale et anti-brachiale. Brochure de 9 p., avec 2 photogravures en relief à la demi-teinte. Prix : 0 fr. 60. — Pour nos Abonnés : 0 fr. 50.

DELAGENIÈRE (H.). — Statistique des opérations pratiquées au Mans en 1891. Brochure de 12 p. — Prix : 0 fr. 50. — Pour nos Abonnés : 0 fr. 40.

DOYEN (E.). — Contribution a la chirurgie de l'estomac et de l'intestin : *12 observations personnelles de chirurgie stomacale et 20 cas d'entérotomie et d'entérectomie.* Brochure très soignée, de 56 p., avec 29 fig., dont *8 en couleurs.* — Prix : 3 fr. — Pour nos Abonnés : 2 fr.

DOYEN (E.). — Quelques opérations sur le foie et les voies biliaires : *Cholécystotomie idéale ou à sutures perdues ; Cholédochectomie avec cholédochorrhaphie*, etc., etc. — Brochure de 30 p., avec 17 figures. — Prix : 2 fr. — Pour nos Abonnés : 1 fr. 50.

FERRIER (J.). — De la greffe dentaire. Brochure in-8° de 32 p. — Prix : 1 fr. 25. — Pour nos Abonnés : 1 fr.

GANGOLPHE (M.). — Sur les tumeurs blanches consécutives a des tubercules des parties molles juxta-épiphysaires. — Brochure de 8 p. — Prix : 0 fr. 40. — Pour nos abonnés : 0 fr 30.

GILLES DE LA TOURETTE. — La vie et les œuvres de Théophraste Renaudot, fondateur du Journalisme et des Consultations charitables. *Édition du Comité pour l'érection d'une statue à Renaudot.* Brochure de 52 p., avec 5 fig. dans le texte. En vente au bénéfice de la statue. — Prix : 1 fr.

JABOULAY (M.). — La gastro-entérostomie. La jéjuno-duodénostomie. La résection du pylore. Brochure de 24 p., avec 4 fig. — Prix : 1 fr. 50. — Pour nos Abonnés : 1 fr. 20.

LALANNE (G.). — Transmissibilité des maladies héréditaires. Brochure in-8° de 4 p., très soignée. — Prix : 0 fr. 25. — Pour nos Abonnés : 0 fr. 20.

MONTPROFIT (A.). — Luxation complexe en arrière de l'articulation métacarpo-phalangienne du V° doigt. *Irréductibilité. Arthrotomie ; réduction ; guérison complète.* — Brochure de 4 p. — Prix : 0 fr. 25. — Pour nos Abonnés : 0 fr. 20.

POUZET. — Un cas d'occlusion intestinale par calcul biliaire. Laparotomie et entérotomie. Guérison. — Brochure de 5 p., avec 2 photogravures en relief à la demi-teinte. — Prix : 0 fr. 35. — Pour nos Abonnés : 0 fr. 25.

TÉMOIN (D.). — Lipome périméningé simulant un spina bifida. — Brochure de 5 p. avec 1 photogravure en relief à la demi-teinte. Prix : 0 fr. 35. — Pour nos abonnés : 0 fr. 25.

VIGNARD (E.). — Résection de l'urèthre dans les cas de retrécissements traumatiques. — Brochure de 24 p., avec 4 fig. et des tableaux. — Prix : 1 fr. 50. — Pour nos Abonnés : 1 fr. 20.

Toutes ces brochures sont expédiées *franco* à domicile, si le prix en a été soldé à l'avance par mandat postal.

ARCHIVES PROVINCIALES DE CHIRURGIE

Paraissant tous les Mois

RÉDACTEUR EN CHEF : Dr MARCEL BAUDOUIN

BUREAUX, 14, Boulevard Saint-Germain, 14, PARIS

Les Archives provinciales de Chirurgie paraissent à Paris, tous les mois, par livraisons de 64 pages au moins, format grand in-8 raisin. Elles publient seulement des travaux originaux accompagnés, s'il y a lieu, de photogravures dans le texte. Ces travaux sont dus à des chirurgiens français exerçant en province; mais les colonnes des *Archives* sont en outre ouvertes aux chirurgiens étrangers, à tous les étudiants en médecine, aux externes et internes des hôpitaux et aux chefs de clinique des Facultés et Écoles de Médecine. Quelques pages, à la fin de chaque fascicule, sont réservées à l'analyse bibliographique des mémoires d'ordre chirurgical parus dans les journaux de médecine de province, dans le but spécial de faire connaître ces publications, qu'on a tant de peine à se procurer dans les plus grandes bibliothèques françaises ou étrangères.

ABONNEMENT ANNUEL

France et Algérie .... 20 fr.
Recouvré à domicile 20 50
Pays étrangers compris dans l'Union postale .... 23 »
Tous les autres pays .... 25 »

VENTE AU NUMÉRO

Un numéro : *à Paris* .... 2 fr.
— *expédié par la poste* 2 25

Les abonnements partent du 1er janvier et ne sont reçus que pour l'année entière. A quelque date de l'année que soit pris l'abonnement, l'Administration de la revue expédie tous les numéros parus depuis le 1er janvier.

Toutes les lettres, communications, livres, journaux, mandats, relatifs, soit à la Rédaction, soit à l'Administration, doivent être adressées **franco** à M. le RÉDACTEUR EN CHEF GÉRANT des *Archives provinciales de Chirurgie*, 14, Boulevard Saint-Germain, Paris.

AVIS A NOS LECTEURS

I. — SERVICE DES ENVOIS.

Pour éviter des retards dans la réception des fascicules des Archives Provinciales de Chirurgie, *nos lecteurs sont priés de s'abonner directement dans nos bureaux, 14, boulevard Saint-Germain, Paris.*

Il suffit pour cela d'adresser à M. l'Administrateur un mandat postal ou un bon de poste.

Nous engageons en outre nos abonnés, surtout ceux de l'étranger, à nous faire parvenir leur ADRESSE *d'une façon très exacte, tout changement dans nos petites adresses imprimées entraînant des frais assez considérables.*

II. — COLLECTIONS.

Les chirurgiens, qui seraient bien aise de posséder un jour la collection complète des Archives Provinciales de Chirurgie, *sont instamment priés de demander dès maintenant le* Numéro de Juillet 1892, *qui dans quelques semaines sera épuisé. A la fin de l'année, il sera presque sûrement impossible de se procurer en librairie ce premier numéro, édité avec un soin tout particulier et dont il ne reste plus en magasin, à l'heure actuelle, qu'un nombre très restreint d'exemplaires en bon état.*

III. — VENTE DU NUMÉRO I. (Juillet 1892).

Le Numéro I (Juillet 1892) des Archives Provinciales de Chirurgie *étant sur le point d'être épuisé, l'Administration est obligée de vendre désormais au prix de* Trois Francs *cette première livraison.*

Ce fascicule ne sera désormais livré au prix ordinaire (deux francs) qu'aux personnes qui prendront un abonnement de six mois (fin 1892) ou d'un an Juillet 1892-Juillet 1893.

Le Mans. — Typ. Ed. Monnoyer.

www.ingramcontent.com/pod-product-compliance
Ingram Content Group UK Ltd.
Pitfield, Milton Keynes, MK11 3LW, UK
UKHW020500220726
13923UKWH00006B/2673

9 782019 233372